HealthTree
健康樹

HealthTree
健康樹

HealthTree
健康樹

HealthTree
健康樹

活化左右腦的素描練習

素描練習

科學實證素描能增強
觀察力、專注力、記憶力，改善健忘、延緩老化

朝田隆、藝術造型研究所 / 著　**游韻馨** / 譯

絵が上手くなるミラクル定規で描くだけ!
脳を鍛える大人のスケッチ

目 錄

Contents

LESSON 1

素描前的暖身操

LESSON 2

素描基本篇

目 錄

Contents

LESSON 3

素描應用篇

前言
結合科學的素描，
幫你活化大腦

許多人不知道，

素描有助於

活化平時

很少使用的右腦，

本書介紹的素描練習是

經過特別設計，

結合科學理論的大腦訓練。

作者序
紓解壓力、集中注意力、改善健忘的訓練法

　　我長年擔任臨床醫師，在第一線研究預防失智症的方法。過去醫界認為失智症無法改善，但隨著研究技術日新月異，可望改善失智症的方法愈來愈多。在這些方法中，我最關注的就是素描。**素描時必須盯著素描對象，畫出真實樣貌，可增加專注力和觀察力，同時強化視覺記憶與理論能力。**由於均衡運用右腦與左腦，醫界認為**具有預防健忘之功效**。此外，素描時必須專注繪畫，也**有助於消除壓力**。正因如此，不少醫院和日間照護中心將素描當成預防失智症的方法，善加運用。

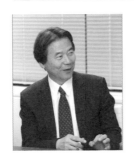

朝田 隆 醫師

失智症專科醫生，腦功能影像診斷
與研究的第一把交椅。兼任筑波大
學名譽教授、東京醫科齒科大學特
任教授、醫療法人社團創知會理事
長、記憶診所御茶水院長。

　　對平時沒有繪畫習慣的人來說，素描似乎有些難度。本書特
地準備了「神奇素描透視尺」，宛如施了魔法一般，任何人都能
輕鬆完成素描。只要將「神奇素描透視尺」置於素描對象仔細觀
察，就能清楚掌握物體輪廓、顏色與空間深度。接下來只要將看
到的景物畫下來，就能輕易提升自己的素描技巧。各位不妨也一
起來**享受素描樂趣，活化大腦**。

素描訓練，
活化左右腦的五大要素

素描練習可鍛鍊大腦的各種功能，
是有效預防失智症的方法之一。

1 鍛鍊專注力，活化大腦

人類的腦細胞會隨著年齡增長減少，記憶力愈來愈差。素描需要仔細觀察景物，再用色鉛筆畫下自己看到的東西。因此不只能享受繪畫樂趣，也是**有助於提高專注力的大腦訓練法。**話說回來，一般人很難長時間專注，就算硬逼自己，也只會讓大腦疲勞。當你覺得累的時候，不妨休息一下，重新調整大腦，等到想畫的時候再畫就好。定期素描可促進大腦功能，提升專注力。

2　鍛鍊觀察力，活化大腦

　　仔細觀察人事物，將形狀與顏色輸入腦海中。訓練觀察力也是在訓練記憶力。根據最新的大腦研究結果，**當注意力散漫，記憶力就會衰退。利用素描練習觀察力，養成深入觀察的習慣，就能提高注意力。**素描還有另一個好處，就是可以立刻確認自己的觀察程度。也能預防健忘。

3　鍛鍊視覺記憶，活化右腦

　　視覺記憶指的是輸入在大腦裡的記憶，無論是人的長相、街道風景等，各種人事物都以影像或照片的方式儲存在腦海中。我們可以不依靠地圖，下意識地從自己家走到車站，是因為當我們走在自己熟悉的道路，我們早就有視覺記憶。**視覺記憶是用右腦輸入在大腦裡的，**若想將雙眼看到的事物如實地描繪下來，視覺記憶便成為不可欠缺的要素。觀察素描對象時，必須從各種角度記下細節，此舉可以幫助**刺激額葉，充分活化右腦。**

4　鍛鍊構成力，活化大腦

　　一般來說，當我們理性思考事物使用的是左腦，透過感性從事藝術活動時使用的是右腦。素描雖然沒有如此明確的區別，但有助於活化右腦。由於日常生活中我們經常使用左腦，若能**利用素描使右腦運作，就能均衡使用左右腦，有效預防失智症**。此外，繪製素描草圖時，還可**鍛鍊額葉主司的構成力**，可延緩年齡老化（加齡腦）。

5　鍛鍊邏輯力，活化左腦

　　雖然素描主要使用右腦，但並非一直使用右腦。**觀察與描繪事物時用的是右腦，但從邏輯角度思考構圖，決定如何配置景物使主角更突出時，大腦就會從右腦轉換至左腦**。在創作藝術的過程中，畫圖用的是右腦，左腦負責從邏輯角度進行設計。當你開始覺得素描是一件有趣的事情之後，不妨進一步講究構圖與配置。如此一來，每次素描不只能使用右腦，還能活化左腦。

從事素描練習時，

請使用本書附贈的

特製「神奇素描透視尺」。

從今天開始，

你也能成為素描高手！

「神奇素描透視尺」
眞的很好用！

使用神奇素描透視尺不僅能提升繪畫技巧，還能進一步活化大腦，延緩大腦老化與失智症。

重點 1　培養細心觀察力

　　神奇素描透視尺最棒的特色在於，幫助我們仔細觀察自己想畫的人事物。透過「看」這個動作提升觀察力與專注力，同時還能清楚辨識出顏色差異與輪廓，鍛鍊注意力，進一步提升專注度。強化觀察力、專注力與注意力是預防失智症不可或缺的要素，也具有活化大腦的訓練效果。

重點 2　更容易決定構圖

　　神奇素描透視尺的作用近似相機鏡頭，只要將想畫的部分放入尺規邊框裡，任何人都能輕鬆決定構圖。找出構圖可以磨練將視覺記憶儲存在右腦的能力，避免健忘。此外，畫草圖亦可提升構成力，延緩大腦老化。不僅如此，運用邏輯思考完成最終圖樣，或改變景物配置，幫助訓練左腦。

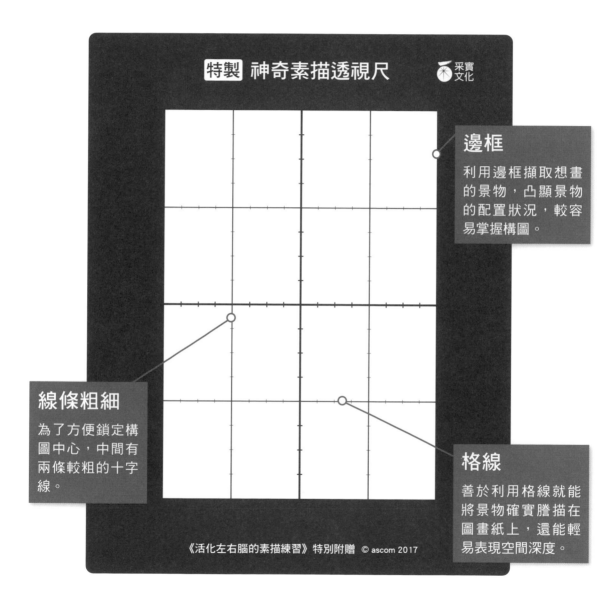

特製 神奇素描透視尺

采實文化

邊框

利用邊框擷取想畫的景物，凸顯景物的配置狀況，較容易掌握構圖。

線條粗細

為了方便鎖定構圖中心，中間有兩條較粗的十字線。

格線

善於利用格線就能將景物確實謄描在圖畫紙上，還能輕易表現空間深度。

《活化左右腦的素描練習》特別附贈 © ascom 2017

利用素描活化大腦的見證人

利用素描
鍛鍊大腦的
健康功效！

我們開始素描後，大腦變靈活了！

測量大腦專注度，了解我們動了多少腦！

在朝田隆醫生與腦機能研究所社長佐藤詔司的指導下，請受試者動筆素描，測量素描前與素描中的大腦專注度，以及素描前後的壓力程度。

素描時間約 15 分鐘。雖然效果因人而異，但以此方式素描時，受試者必須全神貫注，仔細觀察素描對象，因此不只能活化平時少用的右腦，還能活化整個大腦。

此外，唾液中的澱粉酶含量也變少，更證實素描具有減輕壓力的效果。

活化大腦有助於預防失智症，還能消除壓力。

這次公布的只是一次的實驗結果，只要養成每天素描的習慣，相信效果一定會更好。

---

01 橋本久美子（68 歲）

我發現我的注意力變集中了！

透過畫尺看日常景物，發現顏色與形狀都不同了。我發現自己的注意力變集中，做一些平時不做的事有助於釋放壓力。素描真的讓我更專注，大腦更靈活。

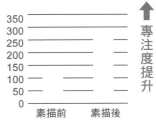

專注度的變化

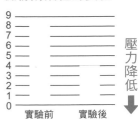

澱粉酶活性的變化

〈分析結果〉素描期間受試者感覺變得很專注，壓力大幅減輕。

02

 松村泰子
（75 歳）

細節看得更清楚，真是太棒了！

透過神奇素描透視尺看景物，發現過去沒看到的細節都能看得很清楚。我的心情很放鬆，感覺更專注。

專注度的變化

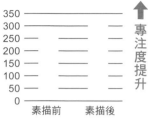

素描前　素描後　專注度提升

澱粉酶活性的變化

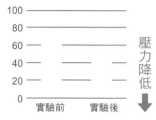

實驗前　實驗後　壓力降低

〈分析結果〉素描時心無旁騖，素描後感覺很放鬆，毫無壓力。

03

 橋田知子
（37 歲）

既開心又能鍛鍊大腦！

可以觀察細節，看到至今從未發現的圖案與顏色，清楚感受到大腦變靈活了。只要全神貫注就能鍛鍊大腦，真的很有趣。

專注度的變化

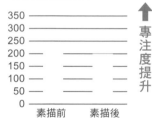

素描前　素描後　專注度提升

澱粉酶活性的變化

實驗前　實驗後　壓力降低

〈分析結果〉從圖表中看不出來，但腦波中 θ 波較少 β 波較多的人，適合利用畫尺集中精神，專心素描。可以看出壓力大幅減輕的效果。

04

 久保田隆
（52 歲）

我感覺我的大腦變清晰了！

我平時不畫畫，但在實驗中我可以專心素描。素描方式很簡單，我畫得很開心。感覺大腦變清晰了，現在思慮很清楚。

專注度的變化

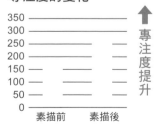

素描前　素描後　專注度提升

澱粉酶活性的變化

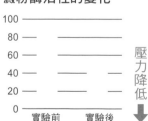

實驗前　實驗後　壓力降低

〈分析結果〉素描時很專心，素描結束後壓力大幅減輕。

如何使用「神奇素描透視尺」

介紹素描前的準備工作、素描物品的擺法、
「神奇素描透視尺」的使用方式等步驟，
只要按部就班就能完成素描。

Step 1 ⌄ 準備色鉛筆、紙與「神奇素描透視尺」。

本書介紹的素描無須使用專業畫具，只要準備色鉛筆、「神奇素描透視尺」與紙，就能開始作畫。任何廠牌的紙張與色鉛筆皆可，選擇你用起來順手的物品即可。

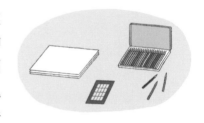

Step 2 ⌄ 在紙張畫上與「神奇素描透視尺」相同的格線。

請以等比例在紙張畫上與「神奇素描透視尺」相同的格線。請用鉛筆輕輕畫上，以便畫好後擦掉。描繪方式請參考本書最後的說明頁面。請自由使用書末附錄的神奇素描畫格。

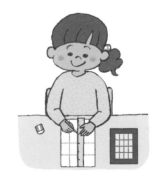

Step 3

決定素描對象。

基本上請選擇大小適中，可以放在桌子上，還能輕鬆移動的物品。建議從形狀簡單的物品著手，習慣之後再慢慢挑戰形狀複雜的東西。

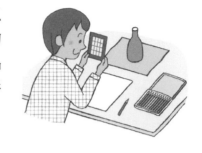

Step 4

使用「神奇素描透視尺」以單眼決定構圖。

像拍照一樣，拿起神奇素描透視尺對準素描對象，置於邊框裡。以一隻眼睛對著神奇素描透視尺看，決定構圖。將素描對象放在好畫的位置，也是提升繪畫技巧的重點。

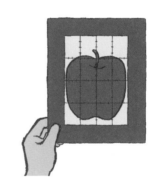

Step 5

拿起「神奇素描透視尺」對準素描對象。

立起「神奇素描透視尺」且不歪斜，就能精準地畫出素描對象的形狀。

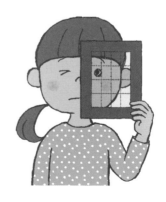

Step 6

盡可能固定拿著「神奇素描透視尺」的手，不要顫抖或偏移。

將手肘以下放在桌子上，固定拿著「神奇素描透視尺」的手。這個姿勢可減輕手部負擔，才不會顫抖，方便長時間素描。

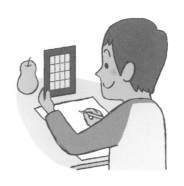

Step 7

現在就開始畫吧！

一切準備就緒，開始素描吧！

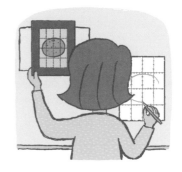

Step 8

透過「神奇素描透視尺」看素描對象，參考格線位置，確認輪廓通過哪些地方。一邊確認，一邊將物體輪廓謄描在紙上。

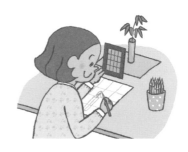

Step 9

畫好輪廓後自由上色，仔細描繪細部。

畫好外型輪廓後，放下「神奇素描透視尺」，以肉眼觀察素描對象，自由上色。仔細觀察，慢慢添加細節。

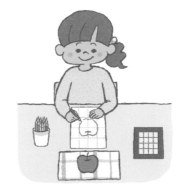

素描建議

只要按照本書介紹的步驟，即可輕鬆鍛鍊大腦，畫出魅力十足的作品。

請先練習畫線與上色，這是表現畫作特色的精髓。雖然練習方法很簡單，但經過練習之後，可以畫出截然不同的成品。利用線條增添表情，再用顏色增加特色，讓畫作風格看起來更豐富。

接著按部就班地鍛鍊大腦。

首先鍛鍊觀察力與專注力，不要受限於先入為主的觀念，仔細觀察眼前的物品。如此一來就能學會畫輪廓的方法，也能畫其他物品。

素描很耗腦力，剛開始會覺得累，或是感到不耐煩。事實上，這個反應代表你的大腦正在活化中。

請按照本書步驟，無須勉強自己，一步一步學會素描技巧。

現在就跟著我一起閱讀本書，訓練你的大腦吧！

當你學會畫畫
就能享受這些樂趣！

當你可以隨心所欲地畫出你想畫的事物，就能在日記、
筆記本、信件或明信片上隨興塗鴉，增添生活樂趣。

寫日記

旅遊時
寄明信片

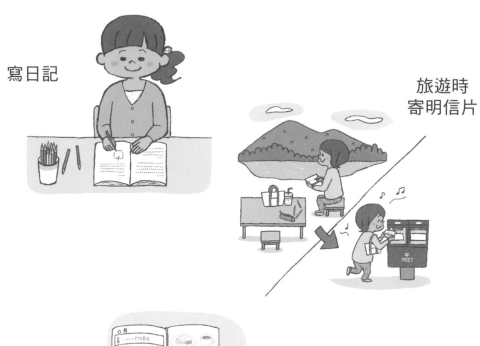

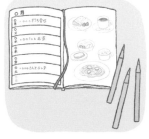

以插圖代替
文字記錄在
筆記本上

在信箋增
添季節感

留言給家人
更有趣

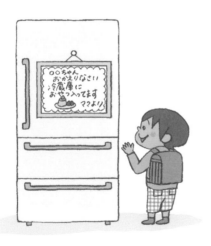

在便條紙上畫
個可愛插圖

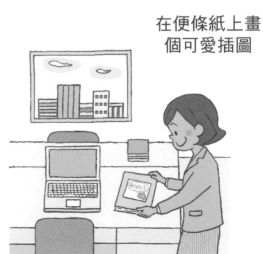

這麼做更加享受
素描練習的樂趣

開始從事素描練習之前，
請注意以下重點。

重點 1　畫下眼前看到的物品

　　不要受限於先入為主的觀念，認為「青椒就是這個形狀」、「蘋果就是這個顏色」，看到什麼就畫什麼。這個做法有助於掌握過去看不見的特色與色調，也是活化大腦、提升繪畫技巧的祕訣。

重點 2　不要著急，按部就班地畫

　　本書的製作理念是協助各位輕鬆確實地鍛鍊大腦，並提升繪畫技巧。請各位務必按部就班，依照書中介紹的步驟素描。

重點 3　在做得到的範圍內堅持下去

　　依照本書方法畫畫，中途會覺得疲累或感到不耐煩。不過，這個反應代表你的大腦正在活化中。唯有施加壓力，才能刺激大腦、活化大腦。適時休息並堅持下去就能鍛鍊你的大腦。

現在就用

「神奇素描透視尺」

開始素描練習！

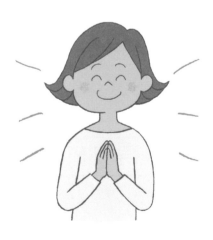

素描前的
暖身操

提升素描技巧的關鍵
在於畫出完美的線條與
塗上表情豐富的顏色。

本章一起來練習
素描時不可或缺的基本技巧。

上完這堂課
你就能畫出順暢的作品。

素描前的暖身操1
畫線練習

　　是否能正確畫出輪廓，將影響素描成品的品質。在開始素描前，請先練習畫線，以便畫出正確的輪廓。一起來練習直線、橫線、斜線等各種方向的線條，掌握力道大小，學會螺旋與波浪線條的畫法。

1 畫直線

畫出垂直線條

> **Point**
> 請參考範本畫線。想畫多少條直線都可以，盡可能畫滿空間。

畫出水平線條

畫出斜向線條

2 畫出不同粗細的線條

―――――――――――――

―――――――――――――

Point

先是用力畫一條線，再輕輕地畫線⋯⋯
改變筆尖壓力，就能變化線條表情。

3 畫出螺旋線條

Point

畫出像漩渦一樣的螺旋線條。無須在意
圓圈是否對稱，比例不同才是個人風格。

4 畫出波浪線條

往水平方向畫

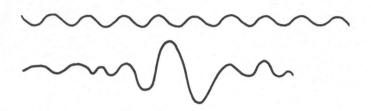

往垂直方向畫

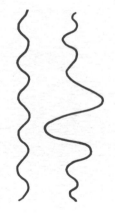

Point
接著練習難度較高的波浪線條。無須在意細節，隨心所欲地左彎右拐，增添變化，開心畫線！

素描前的暖身操 2
選色與上色練習

你知道你平時看到的是什麼顏色嗎？

相信大多數人都是以刻板觀念在看顏色，例如：「蘋果是紅色的」、「橘子是橘色的」。不過，現實狀況並非這麼一回事。

以蘋果為例。一顆蘋果**混雜著多種顏色**，不是單純以「紅色」就能說明清楚。**觀察顏色有助於活化大腦。**

當你看到各種不同的顏色，就能深化表現力，提升繪畫技巧。

如果你喜歡著色畫，一定很清楚紅色也有暗紅色、偏藍的紅色、偏黃的紅色等，各種不同的紅色。

為了充分表現各種顏色，**一定要選幾枝不同顏色的色鉛筆，重複上色才能畫出微妙的色調。**

接下來請練習基本的上色方法，做好素描前的暖身操。

1 選三種顏色重複上色

　　請先選擇三種自己喜歡的顏色，分別在指定框框裡上色，確認顏色。確認顏色風格後，將三種顏色畫在同一個框框裡，隨興重複堆疊，享受顏色變化。

選出第一色塗滿框框　　　　選出第二色塗滿框框　　　　選出第三色塗滿框框

三色隨興重複堆疊

Point
隨興堆疊三種顏色，可以變化出意想不到的色調。既可創造豐富表情，也能畫出具有深度的顏色。

2 練習上色方法

直立色鉛筆的筆尖上色

傾斜色鉛筆的筆尖上色

3 往各種方向移動色鉛筆

橫向移動色鉛筆任意上色

Point

選好自己喜歡的顏色後，左右移動色鉛筆上色。線條寬度不拘，可畫出不同風格。

直向移動色鉛筆任意上色

Point

選擇自己喜歡的顏色，上下移動色鉛筆上色。畫出不同長度的線條，享受不同風格。

4 上色時變化不同力道

以較輕的力道上色

Point

選好自己喜歡的顏色後，輕輕拿著色鉛筆，以較輕的筆壓上下左右自由移動上色。

用力上色

Point

選擇自己喜歡的顏色，用力握住色鉛筆，以較重的筆壓上下左右自由移動上色。

素描
基本篇

在LESSON 1練習完
基本的畫線與上色技巧後，
以此為基礎描繪身邊的靜物。

使用神奇素描透視尺
就能畫出完美素描，絕對令你驚豔。

大腦會在不知不覺間愈來愈靈活！

請仔細觀察素描對象
練習描繪輪廓

使用神奇素描透視尺，掌握描繪輪廓的祕訣。
這個方法可以鍛鍊觀察力與專注力，活化大腦。

本回課題

青椒

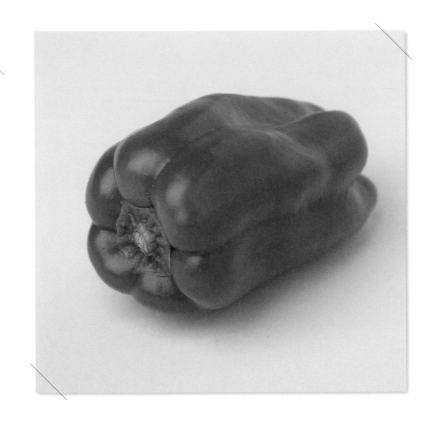

1 準備一顆青椒。

請準備一顆真的青椒。實物有助於促進五感運作，提高活化大腦的效果。

2 將青椒放在平坦的茶几或書桌。

如左頁照片擺放青椒。畫的時候保持 45 度斜角，由上往下俯瞰的角度，蒂頭朝向自己。

3 仔細觀察。

即使是日常可見的物品也會有新發現。你會發現青椒外表凹凸不平，十分有趣。

4 以非慣用手拿著神奇素描透視尺。

如圖所示，直立拿起神奇素描尺對準素描對象。此時可將手肘放在桌面，避免手痠與手震。

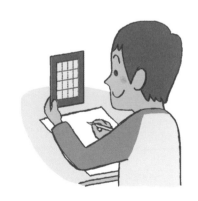

5 透過神奇素描透視尺看青椒，像拍照般決定構圖。

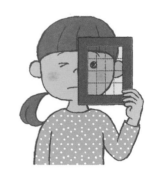

讓整顆青椒置於神奇素描透視尺之中，就能找出黃金比例。此時請閉上一隻眼睛。

6 參考格線決定蒂頭位置，開始素描。

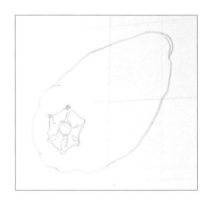

首先注意蒂頭位置。確認蒂頭在神奇素描透視尺的哪個地方，在畫紙框框裡的相同位置畫上蒂頭。拿起色鉛筆，慢慢動筆描繪。

7 參考格線，將輪廓畫在紙上。

畫好青椒蒂頭後，接著畫輪廓。仔細確認青椒輪廓以何種角度經過畫尺格線的哪一處，對照紙張格線，慢慢謄描上去。花時間慢慢移動色鉛筆，就能看得更清楚，畫出清晰輪廓。以相同方式描繪輪廓內側的形狀。

8 仔細觀察青椒，找出青椒的顏色。

仔細觀察就會發現青椒不只有綠色，還隱藏著黃色等其他色調。
請找出至少三種顏色。青椒有隱藏版顏色，請務必找出來。

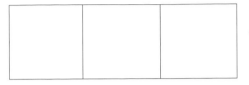

← 請選出三種顏色畫在
　框框裡。

9 從亮色開始畫起。

先畫亮色再疊上暗色，可畫出具顏色深度，表現漸層感。此外，
亦可利用上色方式與力道大小呈現色彩光澤，不妨多加嘗試。

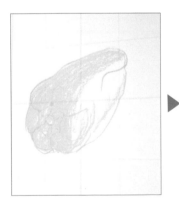 ▶ 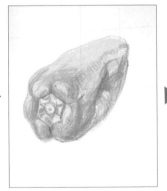 ▶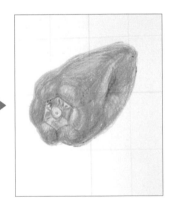

10 大功告成！

對照素描與實物，微調形狀與色調即大功告成。

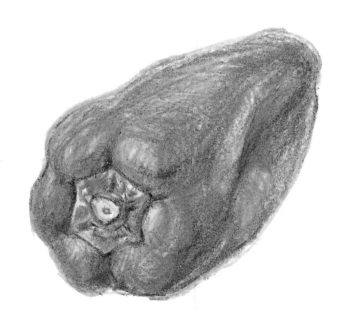

※ 注意

此頁的畫作僅供參考。

請務必自行準備素描物品，透過神奇素描透視尺仔細觀察實物。

如此一來，就能確實提升活化大腦的效果。

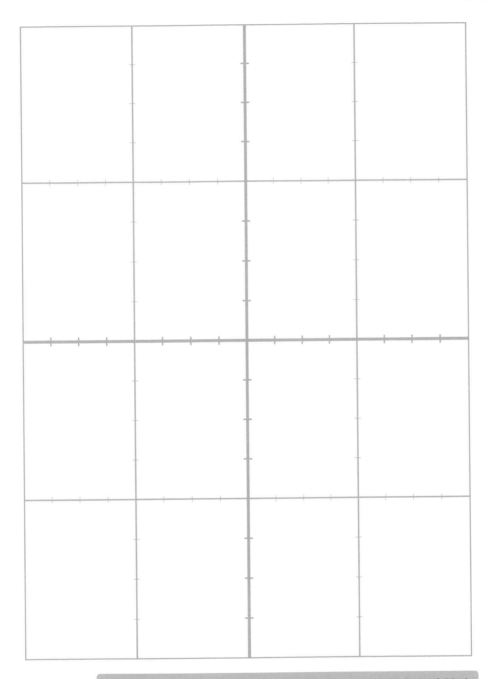

提示　仔細觀察就會發現青椒的形狀相當複雜，仔細觀察有助於培養觀察力與專注力，即可正確描繪輪廓。此外，斜拿色鉛筆的筆尖上色，就能畫出微妙色調，讓上色更有趣。

請仔細觀察素描對象
練習找出真實的顏色

利用色鉛筆練習增加可以表現的顏色！
這項練習能鍛鍊觀察力與專注力，活化大腦。

本回課題

蘋果

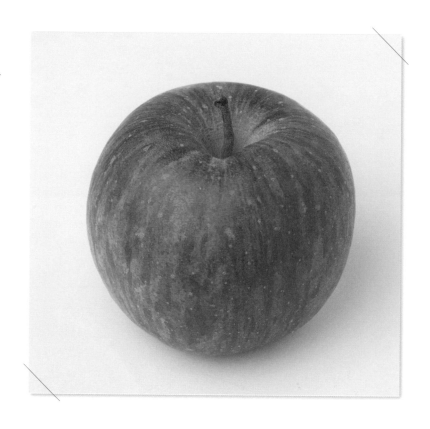

1 準備一顆蘋果。

請準備一顆真的蘋果。實物有助於促進五感運作，提高活化大腦的效果。

2 將蘋果放在平坦的茶几或書桌。

如左頁照片擺放蘋果。畫的時候保持 45 度斜角，由上往下俯瞰的角度，要看得見果軸（蒂頭）。

3 仔細觀察。

即使是日常可見的物品也會有新發現。你會發現蘋果長得歪歪的、看起來粗粗的。

4 以非慣用手拿著神奇素描透視尺。

直立拿起神奇素描透視尺對準素描對象。此時可將手肘放在桌面，避免手痠與手震。

5 透過神奇素描透視尺看蘋果，像拍照般決定構圖。

讓整顆蘋果置於神奇素描透視尺之中，就能找出黃金比例。此時請閉上一隻眼睛。

6 參考格線擷取蘋果形狀。

對照神奇素描透視尺與紙張的方格，將蘋果的輪廓謄描在紙上。此外，凡是可以描繪的獨特之處，請務必全部畫出來。

7 放下神奇素描透視尺，觀察顏色。

謄描完畢後，放下神奇素描透視尺，以肉眼觀察真的蘋果，為紙張上的蘋果上色。

8 仔細觀察蘋果，至少找出五個顏色。

蘋果不只是單純的紅色、黃色與綠色，還可隱約看見褐色和灰色。蘋果還有許多出乎意料的顏色，不妨全部找出來！

↑ 請選出五種顏色畫在框框裡。

9 從亮色開始畫起。

先畫亮色再疊上暗色，可畫出具顏色深度，表現漸層感。此外，
亦可利用上色方式與力道大小呈現色彩光澤，不妨多加嘗試。

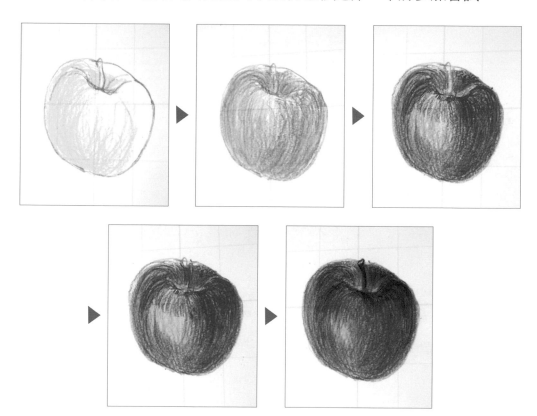

10 大功告成！

對照素描與實物，微調形狀與色調即大功告成。

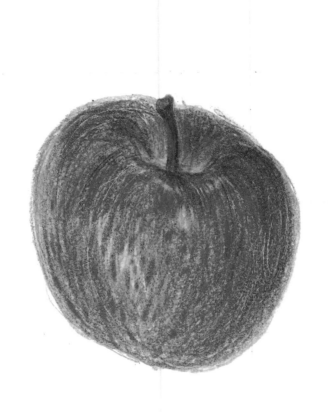

※ 注意
此頁畫作僅供參考。
請務必自行準備素描物品，透過神奇素描透視尺仔細觀察實物。
如此一來，就能確實提升活化大腦的效果。

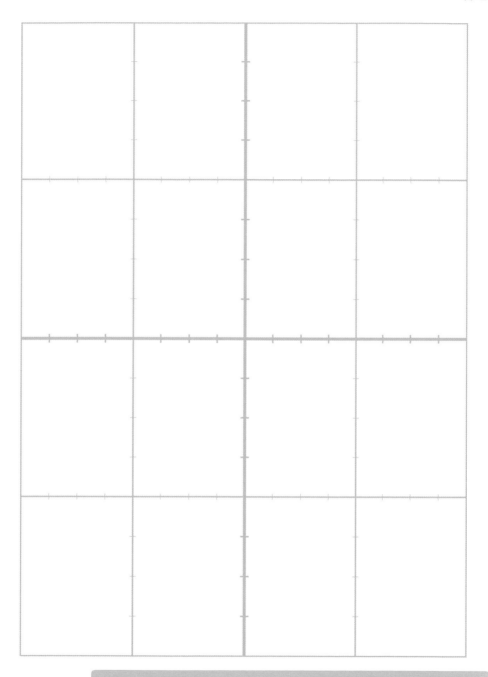

提示 一般人都以為蘋果只有紅色，仔細觀察就會發現蘋果混合了多種顏色。若能找出五種以上的顏色，不僅可增添素描樂趣，又能提升觀察力與專注力。請以相同方式描繪柳橙和檸檬。

大家的素描展覽會 1

為各位介紹其他人使用神奇素描透視尺，
以色鉛筆描繪出的青椒與蘋果。
即使是相同的蔬菜與水果，
每個人畫出的形狀與顏色皆不同，充滿獨特個性。
一起來參考其他人的素描作品吧！

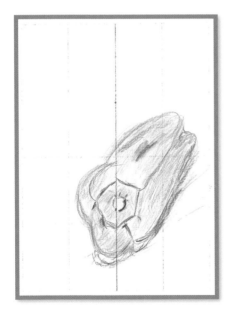

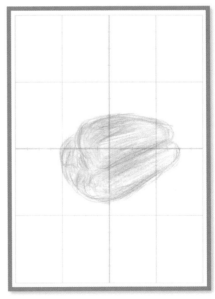

青椒的前後比例掌握得非常好，
筆觸犀利，青椒膨脹飽滿的形狀
觀察入微。配合高低起伏的外觀
上色，更能表現出圓潤的造型。

筆觸溫潤圓滑，充分凸顯青椒的
飽滿外觀，具有立體感。而且明
暗層次分明，光澤感的表現十分
出色。

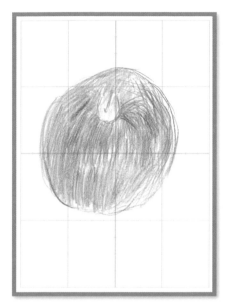

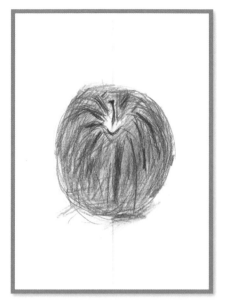

輪廓掌握得很好，尤其是底部的凹凸感更是出色。看得出來畫者下筆時觀察得非常仔細，圓潤的感覺維妙維肖，展現出飽滿的立體感。

從蒂頭往外延伸的線條充分表現出蘋果的圓潤度，重點式地點綴黃色，畫得非常好。仔細觀察輪廓才下筆，完成一幅美麗的素描作品。

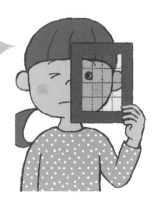

不必在意畫得好不好，盡情享受素描樂趣！

確認素描對象的外型與構造

練習描繪複雜輪廓

這堂課將傳授如何掌握花卉與植物這類構造複雜的物品特徵，集中注意力仔細觀察，即可鍛鍊視覺記憶。

本回課題

百合花

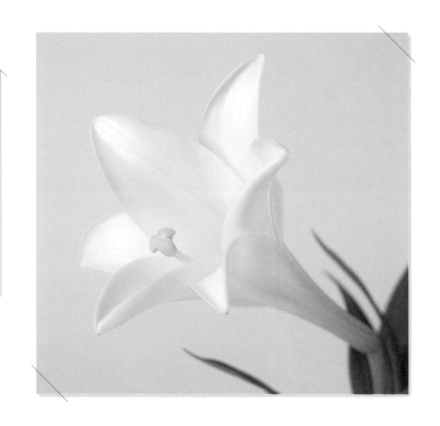

1 準備一朵百合花。

若買不到百合花，可以其他花卉代替。由於百合花的構造較容易掌握，這一次最好以百合花為素描對象。此外，為了提高活化大腦的效果，請務必準備真花。

2 將百合花放在平坦的茶几或書桌。

如左頁照片擺放百合花。素描時務必保持 45 度斜角，由上往下俯瞰的角度。

3 仔細觀察。

4 透過神奇素描透視尺看百合花，來決定構圖。

讓整朵百合花置於神奇素描透視尺之中，就能找出黃金比例。此時請閉上一隻眼睛。

5 從靠近莖部的地方描繪花朵輪廓。

首先，請注意花瓣收攏的莖部附近。確認這個部位落在神奇素描透視尺的哪個地方，接著對照紙張的方格與量尺刻度，謄描在相同位置上。

6 參考格線，將花瓣輪廓畫在紙上。

從靠近莖部的花瓣收攏點，慢慢描繪出宛如小號往外綻放的花瓣輪廓，畫出百合花的外型。雄蕊與雌蕊也要畫出來。

7 放下神奇素描透視尺，仔細觀察百合花，找出顏色並上色。

畫好輪廓後，放下神奇素描透視尺，以肉眼仔細觀察百合花。記住花瓣模樣，找出花朵顏色，從亮色開始畫起，慢慢堆疊顏色。盡可能重現雄蕊與雌蕊的顏色，增添豐富表情。

8 大功告成！

對照素描與實物，微調形狀與色調即大功告成。

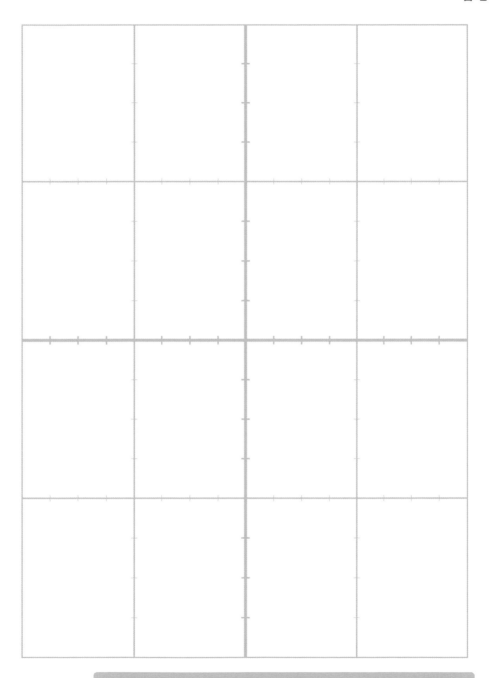

提示　發揮耐心仔細觀察花卉，可以發現真實的花朵形狀與顏色。
花瓣上有圖案斑點，細心端詳還會發現花朵表面有數條紋
路。建議花時間慢慢觀察描繪。

練習描繪更複雜的輪廓

上完這堂課，你將會學到掌握複雜輪廓的祕訣。
觀察細部需要集中精神，
絕對能讓你感受到大腦活化的感覺。

本回課題

萵苣

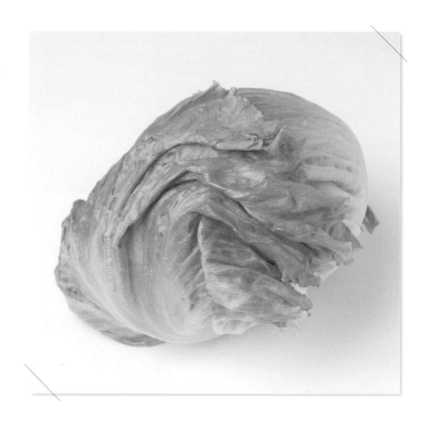

1 準備一顆萵苣。

請準備一顆真的萵苣。實物有助於促進五感運作，提高活化大腦的效果。

2 將萵苣放在平坦的茶几或書桌。

如左頁照片擺放萵苣。宛如波浪形狀的葉片是萵苣最明顯的特徵，擺放時要凸顯這一點。素描時保持 45 度斜角，由上往下俯瞰的角度。

3 仔細觀察。

4 透過神奇素描透視尺看萵苣，來決定構圖。

讓整顆萵苣置於神奇素描透視尺之中，就能找出黃金比例。此時請閉上一隻眼睛。

5 參考格線，將萵苣輪廓畫在紙上。

沿著萵苣形狀的邊緣慢慢描繪輪廓，畫出葉片的皺褶和波浪般的模樣。

6 放下神奇素描透視尺，仔細觀察萵苣，找出顏色並上色。

畫好輪廓後，放下神奇素描透視尺，以肉眼仔細觀察萵苣。葉片顏色會因光線照射方式與位置變化，細心端詳找出顏色，從亮色開始畫起，慢慢堆疊顏色。

8 大功告成！

對照素描與實物，微調形狀與色調即大功告成。

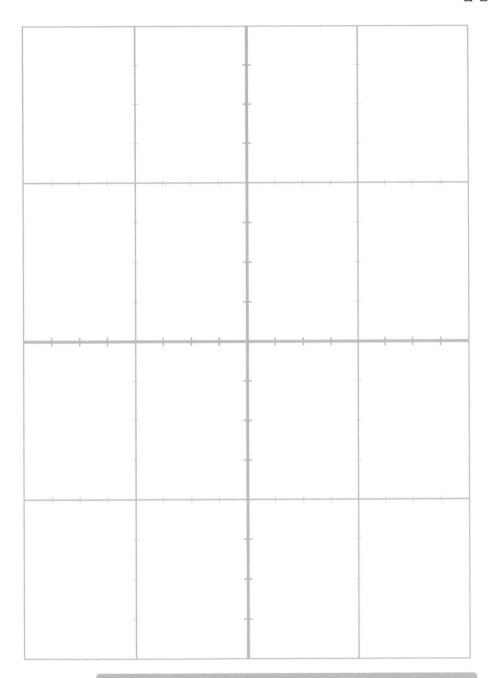

提示 萵苣最大的特色是宛如波浪的葉片形狀。實際觀察就會發現
整片葉子皆呈現立體的波浪造型，在這種情況下要畫出許多
線條，只要按照格線謄描，線條也能如實表現萵苣外型。

練習找出不同色調的顏色

上完這堂課，就會發現顏色有深淺與強弱之分。
這項技巧可鍛鍊觀察力、專注力、視覺記憶與構成力，
有助於活化大腦。

本回課題

¼ 顆南瓜

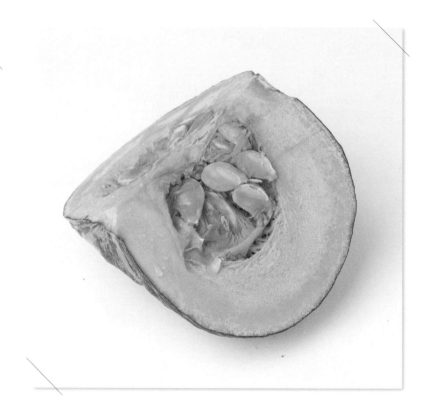

1 準備 1/4 顆南瓜。

請準備真的南瓜。亦可使用其他蔬果的 1/4 切片代替，但這一次盡可能選用1/4 顆南瓜。實物有助於促進五感運作，提高活化大腦的效果。

2 將南瓜放在平坦的茶几或書桌。

如左頁照片擺放南瓜。露出瓜肉剖面與外皮，保持 45 度斜角，由上往下俯瞰的角度。

3 仔細觀察。

4 透過神奇素描透視尺看南瓜，來決定構圖。

讓南瓜置於神奇素描透視尺之中，就能找出黃金比例。此時請閉上一隻眼睛。

5 參考格線，將輪廓謄描於紙上。

沿著南瓜外緣慢慢描繪輪廓，種子與棉狀纖維也要如實描繪。

6 放下神奇素描透視尺，仔細觀察南瓜，找出顏色並上色。

畫好輪廓後，放下神奇素描透視尺，以肉眼仔細觀察南瓜。瓜肉、外皮與種子顏色會因光線照射方式與位置變化，細心端詳找出顏色，從亮色開始畫起，慢慢堆疊顏色。每個部位都能找出許多顏色，盡可能找出更多顏色並疊畫出來。

7 大功告成！

對照素描與實物，微調形狀與色調即大功告成。

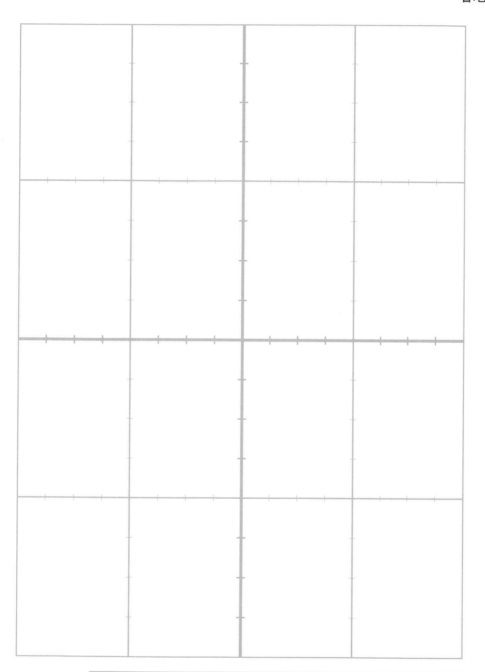

提示　大小適中，表面與剖面顏色截然不同的南瓜，是畫畫時最常用來練習的物品。既有直線也有曲線，表面還凹凸不平，可利用線條與顏色表面立體感，是最好的大腦鍛鍊法。

大家的素描展覽會2

為各位介紹其他人使用神奇素描透視尺與
色鉛筆畫的素描。
每張圖都充滿獨特個性，表情豐富，
一起來參考吧！

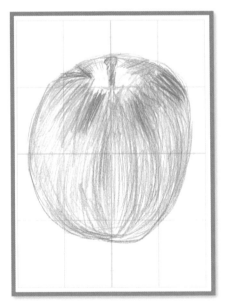

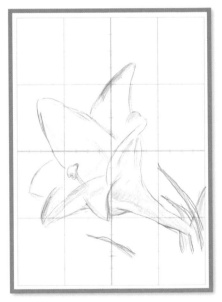

這顆蘋果飽滿美麗。雖然顏色較少，但深淺層次十分出色。蒂頭形狀也畫得很好，若能增加其他顏色，感覺一定會更豐富。

花瓣堆疊的造型觀察入微。花瓣在不同角度呈現的形狀不同，其實有點難度，但這張圖掌握得很好。花朵生長狀態的表現也非常細膩。

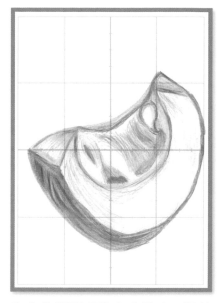

呈現美麗的流線外型，動感十足。觀察入微，完美表現葉片的彎曲度。筆觸也很出色，看得出來有不同層次。

畫出飽滿堅硬的南瓜質地。順著形狀增添筆觸，描繪得十分仔細。混搭堆疊創造出各種顏色，顏色相當豐富。

使用神奇素描透視尺就能畫出正確輪廓，瞬間提升繪畫技巧。

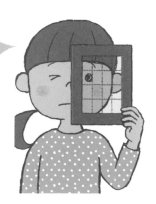

仔細觀察素描對象

練習描繪邊角

使用神奇素描透視尺正確掌握邊角形狀，
就能畫出完美的長方體。
這堂練習課需要構成力與邏輯力，
絕對能讓你感受到大腦變清晰了！

本回課題

字典

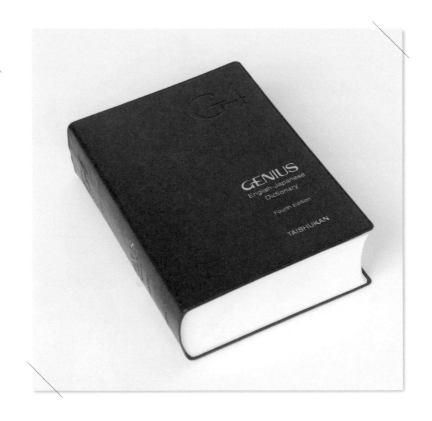

1 準備一本字典。

若無字典，使用其他書籍也可以。盡可能選擇精裝書與真的書籍。實物有助於促進五感運作，提高活化大腦的效果。

2 將字典放在平坦的茶几或書桌。

避開正面，保持 45 度斜角，由上往下俯瞰的角度。可看見寫著書名的書背、封面與天（或地）的擺放位置最好。

3 仔細觀察。

4 以非慣用手拿著神奇素描透視尺。

拿起神奇素描透視尺對準素描對象。此時可將手肘放在桌面，避免手痠與手震。

5 透過神奇素描透視尺看字典，像拍照般決定構圖。

讓整本字典置於神奇素描透視尺之中，就能找出黃金比例。此時請閉上一隻眼睛。

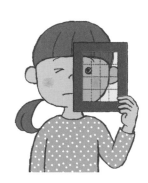

6 參考格線確認邊角位置，開始描繪。

對照神奇素描透視尺與紙張的方格，將字典輪廓謄描在紙上。

7 從最前方的邊角畫起。

確認字典最前方的邊角在神奇素描透視尺方格的何處,從該處畫起。確認字典其中一角的位置後,沿著格線連接線條。花時間慢慢描繪,就能畫出完美的長方體。

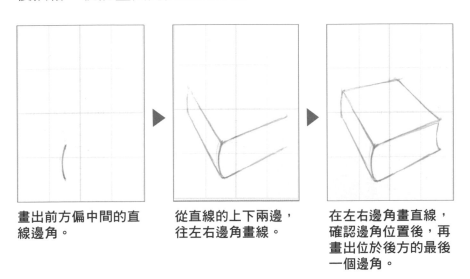

畫出前方偏中間的直線邊角。

從直線的上下兩邊,往左右邊角畫線。

在左右邊角畫直線,確認邊角位置後,再畫出位於後方的最後一個邊角。

8 畫好輪廓後上色。

放下神奇素描透視尺,以肉眼觀察字典,找出字典的顏色。至少找出三個顏色,先畫亮色再慢慢疊上暗色,可畫出具顏色深度,表現漸層感。此外,前方畫清楚一點、後方畫模糊一些,即可表現透視感。

9 大功告成！

對照素描與實物，微調形狀與色調即大功告成。

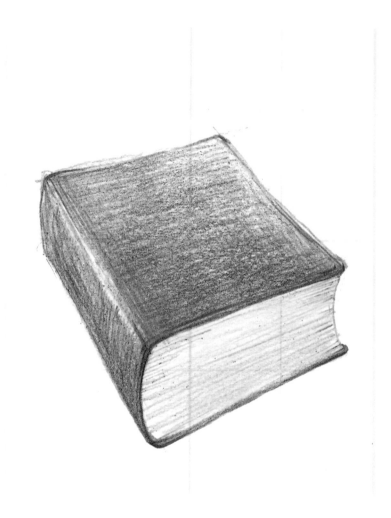

※ 注意

此頁畫作僅供參考。

請務必自行準備素描物品，透過神奇素描透視尺仔細觀察實物。

如此一來，就能確實提升活化大腦的效果。

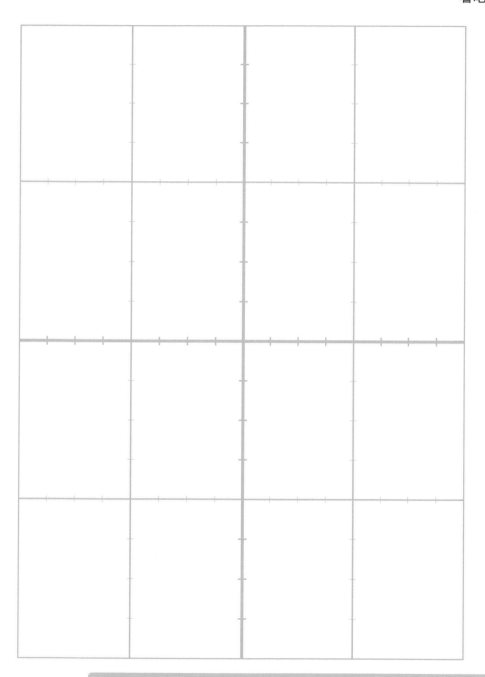

提示　字典這類厚重書本較容易畫直線，展現立體感，適合初學者練習。在正式學畫的場合中，老師通常會在書本旁放一顆檸檬，讓學生們在一張畫作中同時練習畫直線與曲線。

不只要畫長方體，還要
練習表現質感

完成這堂練習課，不只學會畫邊角與長方體，
還能表現出素描對象的質感。
仔細觀察隨處可見的物品就會有新發現，活化大腦。

本回課題

吐司

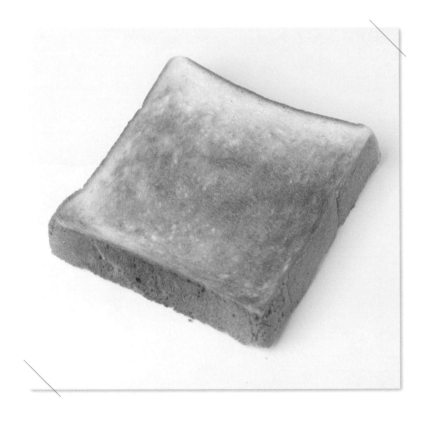

1 準備一片吐司。

本回使用吐司練習素描。吐司的大小、厚度與原料不拘。此外，為了提高活化大腦的效果，請準備真的吐司。

2 將吐司放在平坦的茶几或書桌。

如左頁照片擺放吐司。露出吐司表面與側邊，保持 45 度斜角，由上往下俯瞰的角度。

3 仔細觀察。

4 透過神奇素描透視尺看吐司，來決定構圖。

讓吐司置於神奇素描透視尺之中，就能找出黃金比例。此時請閉上一隻眼睛。

5 參考格線，畫出吐司邊角。

先從最前方的邊角畫起。對照神奇素描透視尺確認最前方的邊角位置，畫好後依序畫出左右與後方邊角。

6 參考格線，描繪輪廓。

畫好四個邊角後，以線條連結四角，描繪輪廓。

7 放下神奇素描透視尺，仔細觀察吐司，找出顏色並上色。

畫好輪廓後，放下神奇素描透視尺，仔細觀察吐司。吐司邊與焦色會因角度或實物截然不同，細心端詳找出顏色，從亮色開始畫起，慢慢堆疊顏色。盡可能找出更多顏色並疊畫出來。

8 大功告成！

對照素描與實物，微調形狀與色調即大功告成。

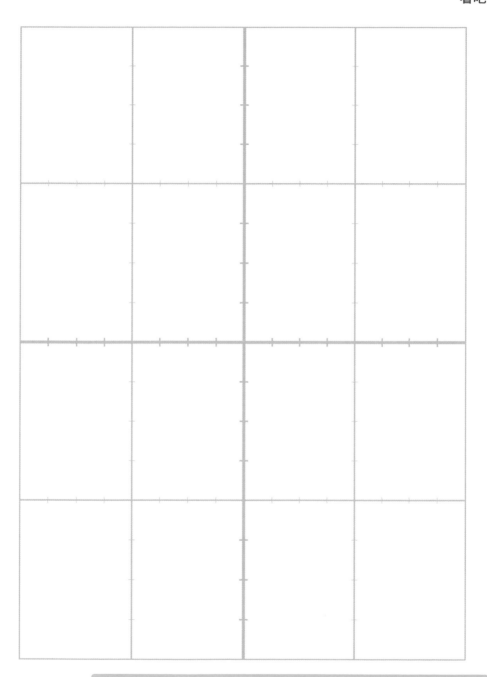

提示　一般人以為只要畫直線就能畫出吐司輪廓，這是最常見的誤
解。事實上，邊線中間呈微微彎曲。不只要畫出直線，也要確
實畫出曲線部分。充分掌握吐司特徵，提高觀察力與專注力。

接下來練習畫

三角柱、表現質感

學會三角柱與表現質感的畫法，就能增加素描對象的類型。
描繪時仔細觀察所有細節，就能活化大腦。

本回課題

草莓蛋糕

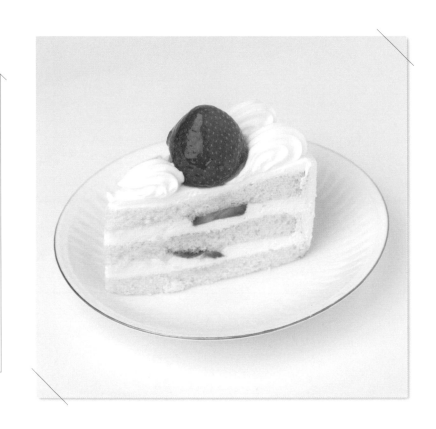

1 準備一塊草莓蛋糕。

如果買不到草莓蛋糕，任何口味的蛋糕都可以，請務必選擇切成三角形的蛋糕片。此外，為了提高活化大腦的效果，請準備真的蛋糕。

2 將蛋糕放在平坦的茶几或書桌。

如左頁照片擺放草莓蛋糕。露出有草莓的頂部與海綿蛋糕的剖面，保持 45 度斜角，由上往下俯瞰的角度。

3 仔細觀察。

4 透過神奇素描透視尺看蛋糕，來決定構圖。

讓草莓蛋糕置於神奇素描透視尺之中，就能找出黃金比例。此時請閉上一隻眼睛。

5 參考格線，畫出蛋糕底部。

確認底部（蛋糕與盤子接觸的部分）位置，從此處畫起。

6 參考格線，描繪蛋糕輪廓。

從底部往上畫線，畫出前方的剖面。描繪頂部輪廓，完成三角柱。利用線條畫出海綿蛋糕體與奶油的剖面。

7 參考格線，描繪草莓與奶油的輪廓。

畫好蛋糕輪廓後，開始描繪蛋糕上的裝飾。

8 放下神奇素描透視尺，仔細觀察蛋糕，找出顏色並上色。

畫好輪廓後，放下神奇素描透視尺，仔細觀察蛋糕。盡可能找出各種顏色，從亮色開始畫起，慢慢堆疊顏色。

9 畫出海綿蛋糕的氣泡

畫出海綿蛋糕的氣泡，瞬間增添蛋糕質感。

10 大功告成！

對照素描與實物，微調形狀與色調即大功告成。

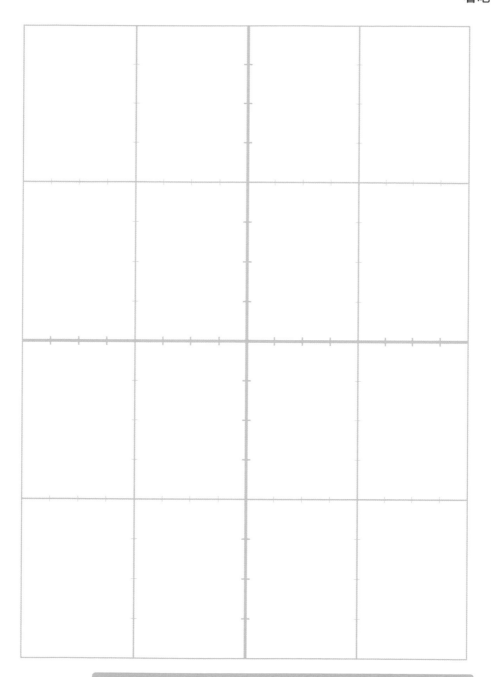

提示　素描時的心情會反映在筆觸上，描繪奶油與海面蛋糕體時，
請抱持著輕鬆愉快的心情，以斜拿色鉛筆的姿勢謄描。如此
一來，自然就能在畫中表現出蓬鬆的蛋糕質感。

接下來練習畫

橢圓形、表現立體感

完成這堂練習課，就能學會利用橢圓形描繪立體物品的技巧。描繪時講究構圖與配置，就能活化大腦。

本回課題

紅酒杯

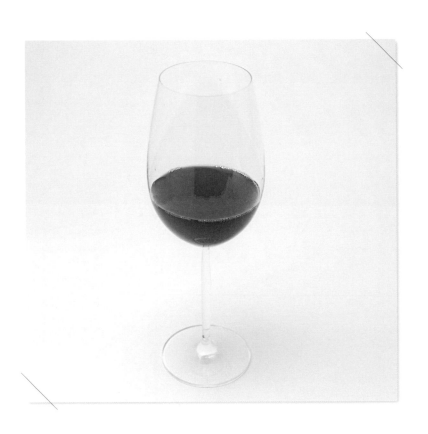

1 準備一只倒入飲料的紅酒杯。

這堂練習課請盡可能準備一只倒入飲料的透明高腳紅酒杯。杯中的飲料可以是紅酒、水或果汁。此外，為了提高活化大腦的效果，請準備真的紅酒杯。

2 將紅酒杯放在平坦的茶几或書桌。

如左頁照片擺放紅酒杯。露出杯口、飲料表面與酒杯底部等三個橢圓形。保持 45 度斜角，由上往下俯瞰的角度。

3 仔細觀察。

4 透過神奇素描透視尺看紅酒杯，來決定構圖。

讓紅酒杯置於神奇素描透視尺之中，就能找出黃金比例。此時請閉上一隻眼睛。

5 參考格線，畫出橢圓形。

使用神奇素描透視尺，確認杯口、飲料表面與酒杯底部等三個橢圓形的位置，依序畫在紙上。

6 參考格線，描繪紅酒杯輪廓。

畫好三個橢圓形後，描繪外圍輪廓，將三個橢圓形連結起來。此時務必利用神奇素描透視尺，一邊確認位置，一邊慢慢以色鉛筆描繪。

7 放下神奇素描透視尺，仔細觀察紅酒杯，找出顏色並上色。

畫好輪廓後，放下神奇素描透視尺，仔細觀察紅酒杯。注意光線反射，找出各種顏色。接著從亮色開始畫起，慢慢堆疊顏色。

8 大功告成！

對照素描與實物，微調形狀與色調即大功告成。

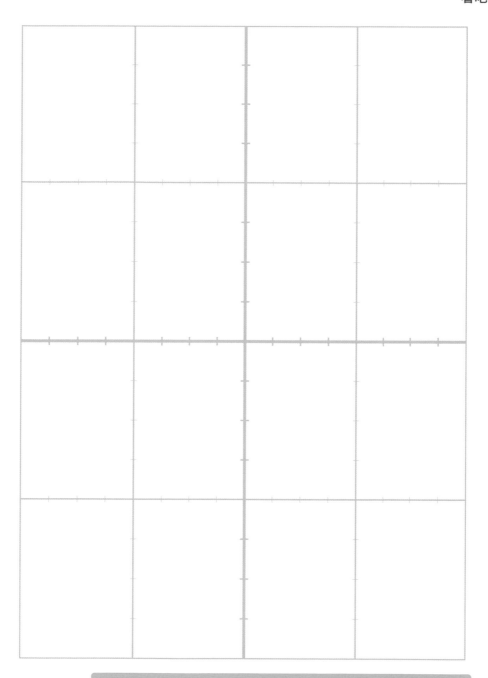

提示 　將神奇素描透視尺的中心對準紅酒杯中心點，就能畫出左右
　　　對稱的紅酒杯，畫起來更輕鬆。在杯中倒入紅酒等有顏色的
　　　飲料，不僅較容易上色，成品也較美觀。

應用繪畫技巧

使用神奇素描透視尺既可鍛鍊大腦，
又能巧妙畫出各種物品！

只要使用神奇素描透視尺，身邊所有物品都能成為素描練習的對象，為生活增添無限樂趣。想畫什麼就畫什麼！結合輪廓、邊角與橢圓形等描繪技巧，即可畫出完美作品，活化大腦。

茶杯

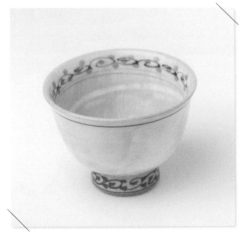

利用橢圓形表現立體感。

西瓜切片

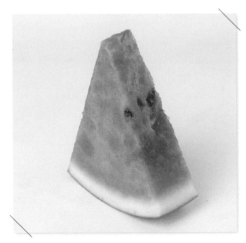

利用邊角表現立體感。

嘗試畫各種物品！

插在花瓶裡的花

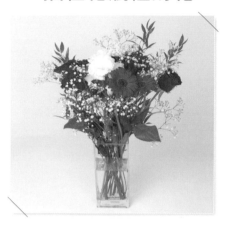

蜂蜜蛋糕

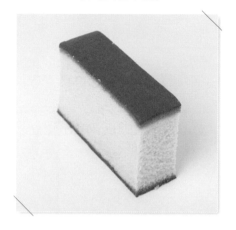

常戴的眼鏡

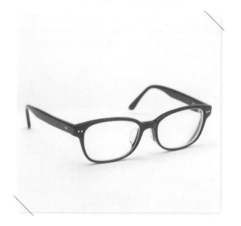

可頌麵包

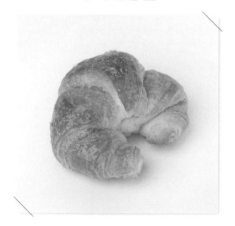

使用神奇素描透視尺，
仔細觀察素描對象，
畫出正確的外型。
找出豐富色彩並
堆疊上色，就能畫出
精彩的素描作品。

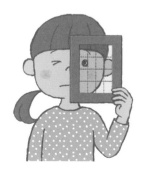

大家的素描展覽會3

以下是其他人自由發揮的素描作品，
一起來參考吧！

彩椒

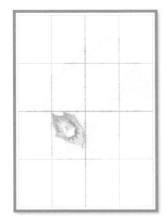

書籍

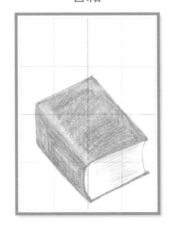

檸檬

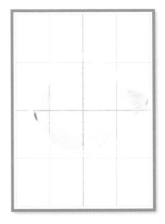

紅酒杯

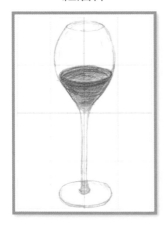

蛋糕

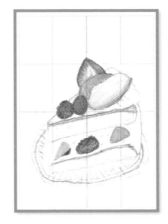

每張畫作都有
不同個性，
呈現出豐富表情。
你也要開心作畫，
享受素描過程。

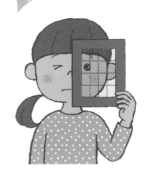

素描
應用篇

學會素描的基本技巧後，
接下來為各位介紹風景與動物的素描祕訣。

使用神奇素描透視尺
就能輕鬆且完美地畫出
各種物品！

使用神奇素描透視尺

練習畫風景

這堂練習課要教你風景畫的素描祕訣。

透過神奇素描透視尺觀察風景，將風景謄描在紙上。

此方法可以鍛鍊觀察力、構成力與視覺記憶，活化大腦。

本回課題

從山上看到的風景

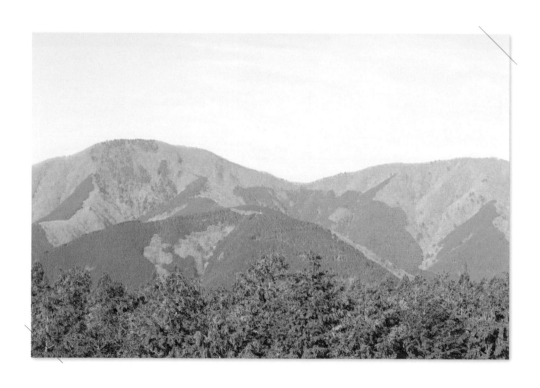

1 選擇想畫的風景。

2 透過神奇素描透視尺看風景，來決定構圖。

想像用相機拍風景的感覺，擷取想畫的景色。讓想畫的風景置於神奇素描透視尺之中，此時請閉上一隻眼睛。

3 從地平線等容易掌握位置的遠處風景畫起。

從地平線、水平線、連綿的山脈等遠景開始畫起。以神奇素描透視尺的格線為基準，確認輪廓位置，謄描在紙上。

4 描繪前方風景。

接著描繪前方清晰可見的近景。無需太在意細節，沿著外圍輪廓描繪即可。這是提升繪畫技巧的小祕訣。

5 描繪中景。

在近景與遠景之間增添中景。無需太在意細節,沿著外圍輪廓描繪即可。

6 找出風景的顏色並上色。

畫好輪廓後,放下神奇素描透視尺,仔細觀察風景。由於風景是由許多景物組成,找出顏色後,從亮色開始畫起,慢慢堆疊顏色。堆疊兩個以上的顏色,就能表現繪畫深度,增添不同風格。

7 大功告成!

對照素描與實物,微調形狀與色調即大功告成。

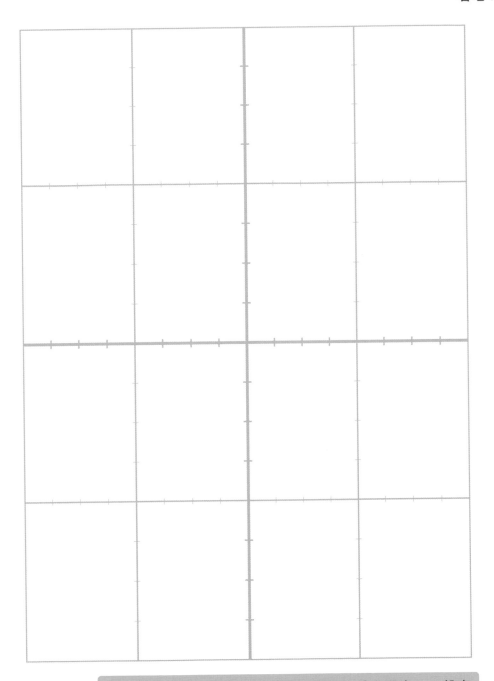

提示 天空與大地的比例是影響風景畫印象的重大因素。一般來說，天空與大地的比例是 1:2，但不妨嘗試不同比例，享受不同的獨特畫風。

使用神奇素描透視尺的
素描祕訣！

使用神奇素描透視尺，以街拍的感覺畫出動物與風景。

前面介紹的神奇素描透視尺使用技法，無法描繪動態物體或交通工具。此外，面對融化的冰淇淋這類外觀瞬息萬變的物品，或無法現場作畫的風景也只能被迫放棄。

話說回來，如果你想描繪上述景物，而且有心學習，不妨嘗試下列素描祕訣，讓你學會使用神奇素描透視尺描繪所有景物的方法！

1　拍下素描對象的照片。請在此時決定構圖。

2　沖洗彩色照片。

3　透過神奇素描透視尺仔細觀察相片。

4　以格線為基準描繪輪廓，畫出外型。

5　畫好外型後，放下神奇素描透視尺。仔細觀察照片，找出顏色並重疊上色。

6　大功告成！

善用小祕訣
就能輕鬆描繪以下景物！

貓

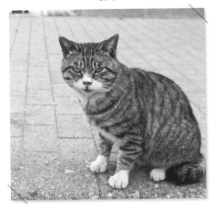

狗

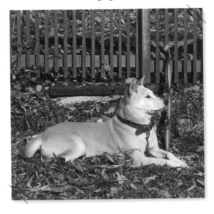

今天的午餐（餐桌菜色）

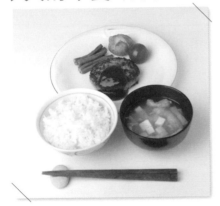

街景

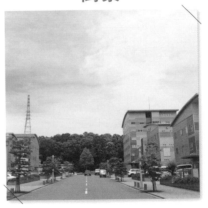

決定構圖
拍下照片後，
透過神奇素描透視尺
觀察洗出來的照片
即可素描！
仔細觀察，描繪形狀，
最後上色就大功告成囉！

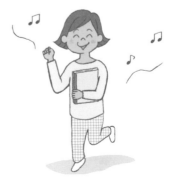

結語
每天素描，
讓你有活力又健康

只要有神奇素描透視尺，
任何景物都能完美描繪！
每天從事輕鬆有趣的素描練習，
為自己增添活力與健康，
度過充實的日子！

作者簡介
藝術造形研究所

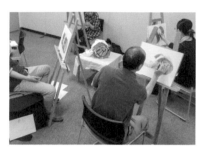

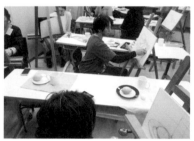

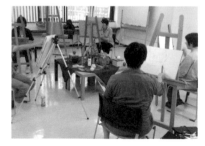

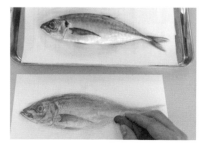

　　致力於透過創作活動達到「活化大腦」目的的臨床美術，將其普及運用在預防失智症、提升溝通能力、心理健康照護等領域。藝術造形研究所的主要職責是培養臨床美術士，善用「美術門外漢也能畫出精彩作品」的臨床美術技法，開設適合一般民眾的美術造形教室「Vibrato」。

\ 美術造形教室「**Vibrato**」上課實況 /

1　鉛筆素描「木頭與布料」
　　畫出不同質感。

2　鉛筆素描「杯子、盤子與檸檬」
　　以橢圓形和球體為素描主題。

3　鉛筆素描「萬聖節」
　　因應季節作畫。

4　鉛筆素描「竹莢魚觀察畫」
　　仔細觀察竹莢魚並且作畫。

附錄
神奇素描畫格

請隨心所欲
畫下
你喜歡的景物。

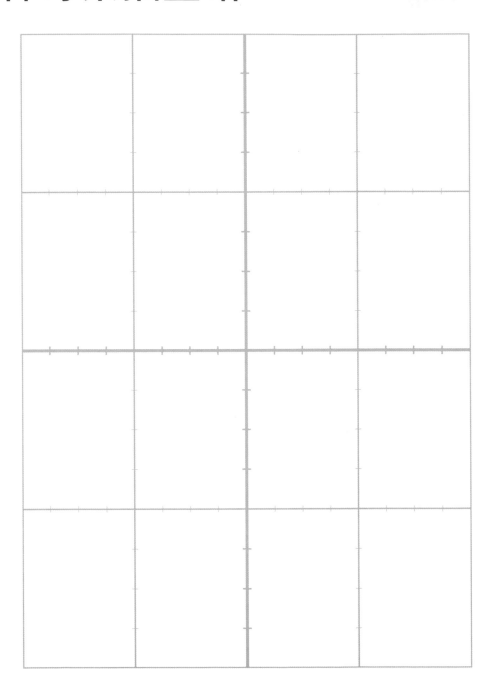

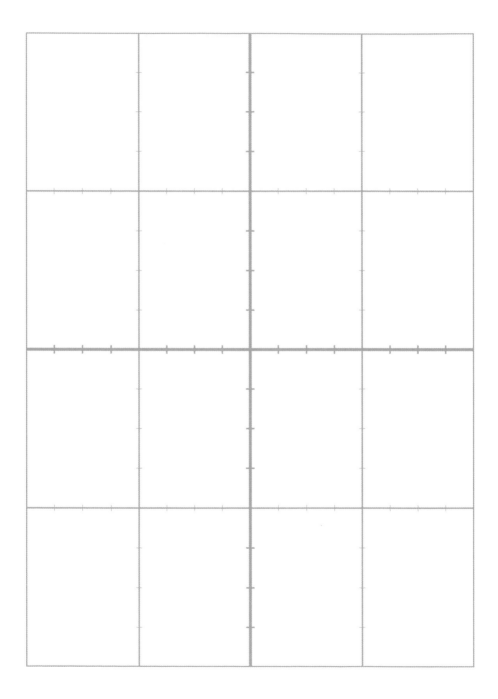

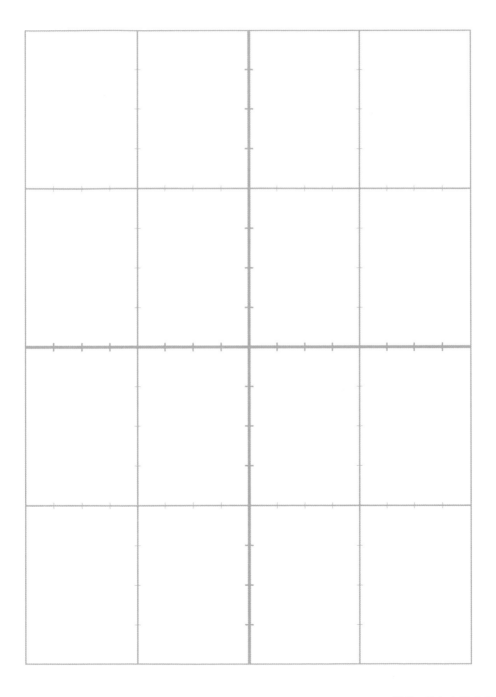

活化左右腦的素描練習

活化左右腦的素描練習

HealthTree
健康樹　健康樹系列 115

活化左右腦的素描練習：
科學實證素描能增強觀察力、專注力、記憶力，改善健忘、延緩老化
絵が上手くなるミラクル定規で描くだけ！脳を鍛える大人のスケッチ

作　　　者	朝田隆、藝術造型研究所	
譯　　　者	游韻馨	
總　編　輯	何玉美	
主　　　編	林俊安	
封 面 設 計	張天薪	
內 文 排 版	黃雅芬	

出 版 發 行	采實文化事業股份有限公司
行 銷 企 劃	陳佩宜・黃于庭・馮羿勳
業 務 發 行	盧金城・張世明・林踏欣・林坤蓉・王貞玉
會 計 行 政	王雅蕙・李韶婉
法 律 顧 問	第一國際法律事務所　余淑杏律師
電 子 信 箱	acme@acmebook.com.tw
采 實 官 網	www.acmebook.com.tw
采實粉絲團	http://www.facebook.com/acmebook

I S B N	978-957-8950-54-2
定　　　價	新台幣 350 元
初 版 一 刷	2018 年 9 月
劃 撥 帳 號	50148859
劃 撥 戶 名	采實文化事業股份有限公司
	104 台北市中山區建國北路二段 92 號 9 樓
	電話：(02)2518-5198
	傳真：(02)2518-2098

國家圖書館出版品預行編目資料

活化左右腦的素描練習：科學實證素描能增
強觀察力、專注力、記憶力，改善健忘、延
緩老化 / 朝田隆、藝術造型研究所著；游韻
馨譯. – 台北市：采實文化，2018.09
112 面；17×23 公分 . -- (健康樹系列 ;115)
譯自：絵が上手くなるミラクル定規で描く
だけ！脳を鍛える大人のスケッチ
ISBN 978-957-8950-54-2（平裝）

1. 健腦法　2. 素描　3. 繪畫技法

411.19　　　　　　　　　107012194

HealthTree
健康樹

HealthTree
健康樹

HealthTree
健康樹

HealthTree
健康樹